Revierta su diabetes

Guía definitiva para revertir la diabetes - para principiantes: Finalmente cure, reduzca y controle su nivel de azúcar en la sangre

Por Louise Jiannes

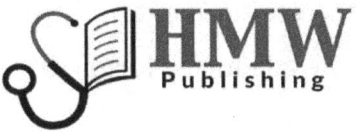

Para más libros visite:

HMWPublishing.com

Descargue otro libro gratis

Quiero agradecerle por comprar este libro y ofrecerle otro libro (largo y valioso como este libro), "Errores de salud y de entrenamiento físico que no sabe que está cometiendo", completamente gratis.

Visite el siguiente enlace para registrarse y recibirlo: www.hmwpublishing.com/gift

En este libro, voy a desglosar los errores más comunes de salud y de entrenamiento físico, probablemente esté cometiendo en este momento, y le revelaré cómo puede llegar fácilmente a la mejor forma de su vida.

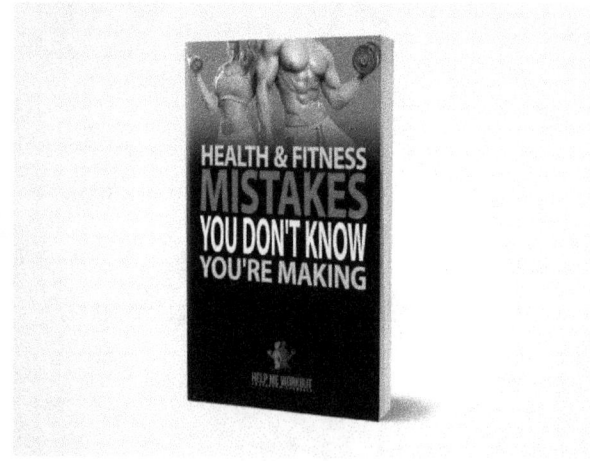

Además de este valioso regalo, también tendrá la oportunidad de obtener nuestros nuevos libros de forma gratuita, participar en sorteos y recibir otros correos electrónicos de mi parte. De nuevo, visite el enlace para registrarse: **www.hmwpublishing.com/gift**

Tabla de contenido

Introducción   7

Capítulo 1 - ¿Por qué los diabéticos luchan con la pérdida de peso? 11

   Mala dieta 12

   Los antioxidantes 13

   Insulina 16

   La grasa del vientre 19

   Hígado graso 22

   Los parásitos 24

   ¿Cómo vencer a estos poderosos mecanismos ? 27

   Manejo de la glucosa 29

   El ayuno 32

   Actividades físicas 34

Capítulo 2 - El desafío de pérdida de peso: ¿por dónde empezar? 39

   ¿Por qué aumenta de peso? 40

   Diferentes puntos de vista 43

Capítulo 3 - Cómo evitar la resistencia a la insulina y controlar la diabetes de forma natural 46

   Los síntomas y condiciones de resistencia a la insulina 47

Causas de la diabetes y la resistencia a la insulina 49
Dieta y nutrición para diabetes tipo II / Resistencia a la insulina 49
Nutrientes suplementarios para la resistencia a la insulina 51
Suplementarios botánicos 52
Protocolo de estilo de vida 53
Protocolo de ejercicio 54

Capítulo 4 - Pauta de la dieta de resistencia a la insulina 56
Diabetes tipo II: Definición y hechos 56
¿Qué es la diabetes tipo II? 59
¿Qué tipos de alimentos se recomiendan para la diabetes tipo II? 61
¿Qué tipos de carbohidratos se recomiendan? 63
Verduras y granos con almidón 65
Verduras sin almidón 67
¿Qué tipos de grasa se recomiendan? 69
¿Qué tipos de proteínas se recomiendan? 70
¿Qué tipos de planes de comidas o dieta se recomiendan para personas con diabetes tipo II? 72
Las dietas vegetarianas o veganas 73
La Asociación Estadounidense de Diabetes (ADA) 74
Dieta paleo 75
Dieta mediterránea 77
5 súper alimentos para diabéticos 79

Alimentos que deben evitarse en el plan de comidas para la diabetes tipo II 83

El alcohol y la diabetes tipo II 85

Las opciones más saludables cuando se come fuera .. 86

Las complicaciones de la diabetes tipo II 88

Conclusión 89

Palabras finales 90

Sobre el co-autor 92

Introducción

Quiero agradecerle y felicitarle por comprar este libro. La diabetes es una de las enfermedades más comunes hoy en día. Muchas personas sufren de esta enfermedad y por eso se someten a tratamiento. De hecho, se ha convertido en una enfermedad de estilo de vida, y la mayoría de las veces, es una enfermedad hereditaria o crónica. Debido a esto, esta enfermedad se ha vuelto inevitable cada día, y va más allá del control. Aquellos que padecen diabetes pierden peso excesivamente o tienen sobrepeso. En relación con esto, las personas que sufren de problemas de sobrepeso con mayor frecuencia tienen que seguir una dieta para conservar un estado saludable y controlar la enfermedad.

Perder peso y hacer dieta es una de las principales claves para ser saludable. Tener la dieta adecuada significa desarrollar una mejor salud. Para poder perder peso y conservar un físico equilibrado, los pacientes deben tomar medidas importantes. Se incluyen en estas cosas una dieta adecuada, ejercicios físicos y un estilo de vida equilibrado en general. Cuando tiene un peso relativamente más bajo, es más saludable y también tiene un corazón mejor. Por lo tanto, estar en el peso correcto es muy esencial para una persona diabética. En primer lugar, la preparación mental es muy importante a la hora de elegir la dieta adecuada y de construir un compromiso para mejorar la salud.

Es importante comprender la diabetes, la importancia de perder peso y cómo hacerlo. Todas las respuestas se pueden encontrar en este libro. Gracias de nuevo por comprar este libro, ¡espero que lo disfrute!

Además, antes de comenzar, le recomiendo que se una a nuestro boletín informativo por correo electrónico para recibir actualizaciones sobre cualquier próxima publicación o promoción de un nuevo libro. Puede registrarse de forma gratuita y, como bonus, recibirá un regalo gratis. ¡Nuestro libro "Errores De Salud Y Fitness Que No Sabe Que Está Cometiendo"! Este libro ha sido escrito para desmitificar, exponer lo que se debe y no se debe hacer y, finalmente, equiparlo con la información que necesita para estar en la mejor forma de su vida.

Debido a la cantidad de información errónea y mentiras contadas por las revistas y los autoproclamados "gurús", cada vez es más difícil obtener información confiable para ponerse en forma. A diferencia de tener que pasar por docenas de fuentes parciales y poco fiables para obtener su información de salud y estado físico. Todo lo que necesita para ayudarlo se ha desglosado en este libro para que pueda seguirlo fácilmente y obtener resultados inmediatos para alcanzar sus objetivos de actividad física deseados en el menor tiempo posible.

Una vez más, para unirse a nuestro boletín gratuito por correo electrónico y recibir una copia gratuita de este libro, visite el enlace y regístrese ahora: www.hmwpublishing.com/gift

Capítulo 1 - ¿Por qué los diabéticos luchan con la pérdida de peso?

Entre los problemas más desconcertantes que enfrentan las personas con diabetes está perder peso. Algunos médicos insisten en que es solo una forma simple de consumir menos azúcar y menos calorías que quemarlos. Sin embargo, la mayoría de los pacientes diabéticos están pidiendo que haya más, porque cuando hacen lo mismo y comen la misma comida que las personas no diabéticas, no obtienen resultados, mientras que sus amigos que no tienen diabetes han estado perdiendo peso. No funciona seguir dietas de moda y tomar productos dietéticos, e incluso el ejercicio no muestra resultados. Las personas diabéticas que están luchando tienen razón, hay más que solo reducir las calorías.

Mala dieta

La causa de la diabetes es cuando come alimentos no saludables, y la clave para recuperar el control es a través de una nutrición adecuada. Sin embargo, es la dieta pésima que puso en práctica muchas condiciones que deben entenderse para poder ganar la guerra de pérdida de peso. Varios eventos interrelacionados aportan una contribución significativa para hacer que la pérdida de peso para la diabetes sea difícil. En primer lugar, es esencial ver dónde se originó el problema. A continuación, puede investigar cuándo y cómo la información puede conducir a revertir el problema.

Años de mala alimentación (dulces, grasas, comidas preparadas, productos lácteos y alimentos con alto índice glucémico) pueden causar inflamación. Una explicación detallada y completa de cómo la inflamación causa la diabetes se puede encontrar en este capítulo. Algunas de las razones para la diabetes se deben a limitaciones de espacio y simplificación excesiva. El cuerpo utiliza comúnmente sustancias proinflamatorias o pro-oxidantes para combatir infecciones y enfermedades a través de nuestro sistema inmunológico. Tienen muchos papeles importantes que desempeñar en el cuerpo, incluida la respiración y la digestión.

Los antioxidantes

Más comúnmente, nuestro cuerpo utiliza antioxidantes para controlar estos procesos. No obstante, años de mala alimentación pueden hacer que el sistema inmunológico pierda la capacidad de cerrarse, que tiene bajos niveles de antioxidantes de forma característica. El sistema inmune comenzará a atacar las células sanas que producen daño severo. En la diabetes tipo II, las células productoras de insulina o las células beta se destruyen. Aquí, muchas células se dañan, ya que establece una condición llamada resistencia a la insulina, que se produce cuando las células del cuerpo no pueden comunicarse de manera apropiada cuando usan insulina para quemar y tomar glucosa.

Cuando su cuerpo digiere los alimentos, más específicamente los carbohidratos, se convertirá en glucosa, que se distribuye por todo el cuerpo en el torrente sanguíneo del hígado. El hígado es comúnmente el que controla los niveles de grasa. Cuando hay niveles muy altos de azúcar en la sangre, debido a la dieta, el hígado no puede procesarlo todo. Luego comienza a llenar las celdas con sacos de glucosa convertida para almacenamiento llamados triglicéridos, colocando el exceso en la grasa del vientre.

Los órganos vitales, el cerebro y el tejido muscular dependen de la glucosa, que proporciona energía para funcionar. Debido a que estos órganos usan glucosa, el hígado colocará más en el torrente sanguíneo para reemplazarla. En un mundo perfecto, los tejidos y órganos lo usan de manera eficiente y en proporción a la cantidad que producen los alimentos. La resistencia a la insulina disminuye la cantidad de glucosa almacenada y absorbida por el tejido muscular y los órganos. Además de eso, la mayoría de las personas con diabetes llevan un estilo de vida sedentario, lo que significa que están recibiendo una cantidad mínima de ejercicio y resulta en tener menos glucosa para quemar.

Cuando la diabetes tipo II afecta el cuerpo, las células no usan tanta glucosa. El cuerpo percibe que los niveles de glucosa se acumulan en el torrente sanguíneo, por lo que le indica al páncreas que libere más insulina. Ahora, el cuerpo tiene altos niveles de glucosa y altos niveles de insulina en el torrente sanguíneo. La insulina es una hormona que tiene muchas funciones por realizar, además de permitir que las células absorben glucosa. También trata de eliminar el exceso de glucosa del torrente sanguíneo de forma vigorosa, por lo que lo almacena en forma de grasa. Tan pronto como esté en el almacenamiento, la insulina bloqueará el proceso para romper esta grasa y eliminarla del almacenamiento.

Insulina

La presencia de altos niveles de insulina en la sangre provocará la retención innecesaria de agua en el cuerpo, un factor para aumentar de peso. Este es el aspecto central de combatir la obesidad diabética, y con esto, la regulación de la insulina es de gran importancia.

Además, la insulina actúa en el cerebro, promoviendo los antojos que conducen a comer más y en el hígado produciendo más grasas. El hígado funciona para eliminar la insulina del torrente sanguíneo. No obstante, la insulina es la causa de que las grasas se depositen en el hígado, lo que impide que el hígado elimine la insulina de la sangre. Los que tienen grasa en el vientre almacenan demasiada grasa en sus hígados, lo que se conoce como enfermedad del hígado graso, lo que impide que el hígado elimine la insulina. Por lo tanto, los niveles de insulina continuarán aumentando más y más, lo que puede aportar una contribución significativa a más obesidad abdominal y ataques cardíacos.

Además, la grasa en el área abdominal funciona de manera diferente en comparación con la de la grasa en otras partes del cuerpo, como las caderas. El flujo de sangre de las grasas del vientre va directamente al hígado. El flujo de sangre de diferentes áreas grasas, como las caderas, pasa por la circulación general del cuerpo. La grasa del vientre tiene un suministro eficiente de sangre y tiene más receptores para una hormona del estrés, llamada cortisol. Los niveles de cortisol varían desde el día, pero aumentan y permanecen altos si su cuerpo está bajo estrés. Los niveles altos de cortisol y el estrés promueven depósitos de grasa en el área del vientre porque allí hay más receptores de cortisol.

Los niveles altos de cortisol matan crónicamente las neuronas del cerebro e interfieren con los neurotransmisores como la serotonina y la dopamina. Estos son neurotransmisores de la felicidad. Estos le hacen sentirse más estresado y deprimido. La depresión es omnipresente en las personas con diabetes, y esto se suma al problema porque la depresión está causando un tipo de reacción de estrés en el cuerpo. En otras palabras, la depresión promueve el desarrollo de la grasa del vientre.

La grasa del vientre

La grasa del vientre es una característica de la diabetes, es decir, las personas con diabetes son propensas a tener grasa abdominal. La obesidad central, o grasa del vientre, se asocia significativamente con mayores tasas de enfermedad cardiovascular y muchos tipos de cáncer también. La herencia tiene un papel que desempeñar en sus tipos de cuerpo en general, como un cuerpo en forma de pera o un cuerpo de tipo manzana. Hay alrededor del 25 al 55% de la tendencia de desarrollar las enfermedades más peligrosas que están asociadas con la grasa abdominal. Lo restante es estilo de vida. Las grasas del vientre hacen varias cosas a medida que se acumulan. En primer lugar, detienen la producción de hormona leptina, lo que reduce el apetito. Otra cosa sobre esto es que causa un aumento en la resistencia a la insulina, lo que conduce a consecuencias aparentes. Las células están usando menos glucosa, por lo que el cuerpo produce más insulina y luego la grasa se almacena.

El almacenamiento de grasa es la forma en que el cuerpo sigue los mecanismos antiguos, que están diseñados para proteger su cuerpo. El cuerpo aprende a aprovechar las excelentes oportunidades para prepararse para los malos tiempos. El cuerpo convierte la glucosa en triglicéridos y glucógeno, que son métodos útiles para almacenar energía. Cuando las células hepáticas se llenan con sacos de grasa de triglicéridos, la función del hígado se ve afectada. No puede procesar grasas de manera eficiente. Se queda sin espacio para almacenar más grasa rápidamente, y cuando los órganos y tejidos del cuerpo no la usan tanto, el hígado simplemente almacena todo esto como grasa abdominal.

La cantidad de células grasas que tenemos se identifica al nacer. Los números se mantienen constantes a menos que las células adiposas se llenen, y cuando lo haga, las células se dividirán para formar nuevas células adiposas. Las nuevas células permanecerán en todo el resto de la vida de la persona. Por otro lado, cuando se somete a una dieta exitosa, está reduciendo el tamaño de las células de grasa en su cuerpo. Estas células de grasa son alimentadas por nuestros vasos sanguíneos en el área del vientre. Cada célula adiposa está en contacto con un mínimo de un capilar. El suministro de sangre brinda apoyo para su metabolismo. El flujo de sangre varía según el peso corporal y su estado nutricional general. Los vasos sanguíneos aumentarán cuando exija mucha glucosa o durante el ayuno, lo que provocará un aumento de la presión arterial. El corazón tiene que trabajar directamente mucho más duro para suministrar los vasos adicionales.

Hígado graso

Un hígado con muchas células que está lleno de sacos de triglicéridos se llama hígado graso o la esteatohepatitis no alcohólica (EHNA). Cualquier persona con diabetes que tenga una cantidad excelente de grasa abdominal es más propensa a tener un hígado graso, que se desarrolla al principio del proceso debido a los altos niveles de triglicéridos en el torrente sanguíneo. La segunda etapa de su hígado graso se llama esteatohepatitis no alcohólica (EHNA). Esto significa que no es causado por el consumo de alcohol, sino similar. Presenta el mismo daño que el de la enfermedad de la hepatitis. La oxidación celular comienza a ocurrir por culpa del daño celular.

Además, la 3ra etapa del hígado graso es cirrosis, una condición severa y peligrosa. El hígado graso en la etapa I no es particularmente peligroso y se puede curar con el tratamiento adecuado. Los médicos realizan una biopsia para identificar la cantidad de grasa presente y si también hay alguna cicatriz presente. Raras veces se realiza una biopsia porque la industria médica no puede ponerse de acuerdo sobre cómo debe interpretarse. Los signos y síntomas de EHNA son inexistentes, no descriptivos e imita los síntomas de otras enfermedades. Los análisis de sangre específicos pueden mostrar la presencia de determinadas enzimas hepáticas que son habituales en la hepatitis, que son los signos y la presencia de la EHNA. El hígado graso es una complicación grave en el proceso de perder peso.

Los parásitos

Estos parásitos impiden implícitamente los esfuerzos de pérdida de peso, y estos son comunes en personas con diabetes en comparación con aquellos que no tienen, porque están en una condición debilitada. Desafortunadamente, los médicos occidentales no tienen suficiente entrenamiento para notar la presencia de parásitos. Solo hay unas pocas personas capacitadas en pruebas para estas afecciones. Las drogas que tratan a los parásitos raramente se usan por el motivo de que tienen un pequeño rango de efectividad. Más de un centenar de especies comunes se encuentran en los seres humanos, con tratamientos específicos para la especie. Los parásitos pueden escapar al diagnóstico en hasta 70 enfermedades crónicas, y ahora, se cree que son fundamentales en el proceso de desarrollo de muchas enfermedades crónicas.

Cuando hay parásitos presentes, los pacientes no tienen éxito en el proceso de pérdida de peso. Contar o eliminar carbohidratos, reducir el tamaño de las porciones o hacer ejercicio vigoroso no va a producir resultados. Los parásitos inflaman al revestimiento del tracto digestivo y, por lo tanto, disminuyen la absorción de nutrientes. Eventualmente, se diseminan a todas las partes del cuerpo, incluidos los órganos vitales, y por lo tanto, interrumpen la regulación del azúcar en la sangre, el equilibrio hormonal y alteran el metabolismo. Los parásitos consumen los nutrientes que ingerimos, o pueden comer al huésped, dejándolo con calorías vacías.

Esto desencadena el consumo excesivo de alimentos y antojos, y luego, toman el control de su cuerpo.

Además, los parásitos liberan toxinas que están sobrecargando el hígado y los riñones. Su condición debilitada conducirá a más reducciones en el metabolismo, dificultando el mantenimiento de su flora beneficiosa en el tracto intestinal. Debido a esto, puede haber una sobreproducción de levaduras. El exceso de levaduras dará como resultado el desarrollo de gases, alergias e hinchazón. Sus ácidos pueden dañar los órganos y descomponer el tejido muscular, y también pueden causar el sistema nervioso central lento. El cuerpo reacciona al aumento de los niveles de ácido produciendo células grasas para almacenar el ácido y, por lo tanto, lo elimina de su sistema. Las células grasas se pueden producir cuando tiene un metabolismo más bajo.

¿Cómo vencer a estos poderosos mecanismos?

La gran noticia aquí es que en estos días, las razones por las cuales es difícil perder peso son más evidentes. Entonces, ¿cómo va a poder vencer estos poderosos mecanismos? Comience eliminando los parásitos. Supongamos que están presentes porque existe una posibilidad significativa de que estén presentes. Es importante modificar su dieta para que sólo coma alimentos de bajo índice glucémico. Deténgase de comer alimentos con alto contenido de oxidantes, principalmente alimentos procesados. Estos alimentos procesados incluyen cualquier comida en una lata o caja con ingredientes que no pueda pronunciar, o que desconozca.

Entonces, suponga que tiene un hígado graso, porque es posible que lo tenga en cierta medida. Será una parte difícil. El mayor éxito proviene de la fusión de varios métodos. El ejercicio y el ayuno son efectivos para romper los ciclos y quemar la grasa del hígado. Sin embargo, debe hacerse de la manera correcta. Si hay daño renal o hepático, consulte a su médico. Una alternativa al ayuno es comenzar con comidas con un índice glucémico muy ligero y bajo todos los días, en lugar de tener 3 comidas grandes al día. Esto disminuirá los picos de glucosa que exacerban el proceso.

Es de gran importancia que cambie su dieta. Los alimentos procesados se consideran tóxicos para las personas con diabetes y no se pueden señalar lo suficiente. La harina procesada es terrible para aquellos que tienen diabetes. Además, las bebidas gaseosas tienen un alto contenido de ácido fosfórico y oxidantes. Puede tomar té como alternativa. Incluso debería dejar de tomar café. No cocine los alimentos a alta temperatura, ni cocine sus alimentos en el microondas. Tome multivitaminas de calidad todos los días.

Manejo de la glucosa

El control de su glucosa se puede mejorar si sus niveles de sodio y de fibra se mantienen altos. El sodio puede disminuir la respuesta de la insulina, y esto significa que niveles más altos de sodio pueden ser una ventaja para aquellos con hipoglucemia. Los niveles altos de sodio evitarán una caída rápida y un aumento en los niveles de insulina, y por lo tanto, la disminución del azúcar en la sangre que generalmente se experimenta con la hipoglucemia. Junto con la vitamina C, el sodio y la biotina se encuentran entre los factores esenciales para reducir el nivel de glucosa errática, incluso entre comidas.

Aparte de eso, el cromo, el manganeso y la niacinamida ayudan a controlar la respuesta a la glucosa y el almacenamiento de glucógeno en el hígado. La vitamina C, la vitamina B6 y el potasio son útiles para estabilizar o interferir con el control de la glucosa, dependiendo de si usted es propenso a la hiperglucemia. La menor cantidad de glucosa se recomienda para aquellos que tienen probabilidades de hipoglucemia, y se recomienda una mayor cantidad de glucosa para las personas que son propensas a la hiperglucemia. Alternativamente, una gran cantidad de potasio ayuda a reducir el cromo y el manganeso. Además, una gran cantidad de vitamina C reduce el manganeso y estimula la insulina. La vitamina B6 ayuda a estimular el potasio y el magnesio, pero reduce el manganeso. Puede ser complicado, por lo que es importante tener en cuenta que demasiado sodio en su dieta no es bueno.

Deje de comer miel, dulces, todo tipo de bebidas gaseosas, cereales, pasteles y alimentos de panadería, azúcar, jarabes, sacarosa, dextrosa, jugos de fruta, fructosa, maltosa, o frutas demasiado maduras. Detenga la ingesta de todos los edulcorantes artificiales, excepto la Stevia. La mayoría de los alimentos de panadería contienen aditivos sintéticos, junto con la harina procesada, ambos con un alto poder oxidativo. Otra cosa importante es hacer ejercicio para maximizar la glucosa que se quema en los tejidos. Puede caminar con energía durante aproximadamente 45 minutos todos los días, lo que resulta en 300 calorías quemadas diariamente. Hacer otros ejercicios musculares es de gran ayuda. Debe alternar el programa de ejercicios y el ayuno con los programas de ejercicios no rápidos con un lapso de 3 a 5 días en cada programa.

El ayuno

Dependiendo de sus condiciones de salud, intente elegir entre un vaso de jugo o un vaso de agua para comenzar el ayuno. Notará que el ayuno con agua funcionará más debido a la menor cantidad de calorías / energía que contiene. Se recomienda no perder peso demasiado rápido porque puede dañar el hígado. La mayoría de las personas pierden alrededor de tres a cinco libras después de sus primeros días de perder peso, y de tres a cinco libras adicionales al día siguiente. Esto se va a nivelar en una libra cada día después de bajar varias libras inicialmente. Se requiere no perder peso durante la fase de no ayunar. Luego, repita el ciclo.

En los próximos capítulos de este libro, discutiremos varios programas para perder peso y revertir la diabetes. El más agresivo de los programas de pérdida de peso para revertir la diabetes es el ayuno de 30 días, que desintoxica todo su cuerpo por completo. Se conoce bien para la liberación de toxinas que están presentes desde el nacimiento. El ayuno es seguro y efectivo. Cuando ejercite un músculo, no eliminará la grasa sobre músculos específicos ejercitados. La única forma de disminuir la grasa abdominal es perder peso en general, y cualquier tipo de ejercicio será de gran ayuda para lograrlo. La forma más rápida de quemar grasa abdominal es a través de una combinación de ejercicios aeróbicos, entrenamiento con pesas y una dieta modificada. Tenga en cuenta que el aumento de la masa muscular a través del ejercicio le ayudará a mejorar su peso corporal debido a la pérdida de grasa.

Actividades físicas

Es beneficioso para las personas con diabetes hacer actividades físicas. Esto también reducirá sus niveles de glucosa en sangre. Sin embargo, puede hacer que los niveles bajen demasiado, lo que causa hipoglucemia durante alrededor de 24 horas después. Para las personas diabéticas que toman insulina o las que buscan medicamentos orales que aumentan la producción de insulina, puede ser necesario ayunar durante una merienda si el nivel de glucosa es inferior a 100 mg / dl. Puede ser útil para evitar la hipoglucemia ajustar las dosis de su medicamento antes de realizar cualquier actividad física. Para otras personas diabéticas, es posible que deba consultar a su médico mientras esté en los programas progresivos.

Una merienda puede evitar la hipoglucemia, dado que es una porción de alimento con un índice glucémico reducido. Puede haber controles adicionales necesarios en la glucosa en sangre, más particularmente 2 horas después de un ejercicio extenuante. Tenga un mayor énfasis para mantener los niveles de azúcar en la sangre. Manténgalos más cerca de lo normal. En la resistencia a la insulina, disminuirá la cantidad de insulina adicional en el torrente sanguíneo. Si usted es dependiente de la insulina, si es una persona con diabetes tipo I, debe evitar tomar más insulina en comparación con lo necesario para mantener el control. Muchas personas que tienen diabetes asumen que tener más insulina en comparación con lo que necesita no es necesariamente algo malo.

Es una fase crítica que requiere mucho enfoque y pruebas. La combinación de tener menos insulina, ejercicio vigoroso y niveles más bajos de glucosa permite que el cuerpo comience a quemar la grasa del hígado rápidamente. Hay alrededor de 12 a 16 horas necesarias para extraer grasa de su hígado, pero con el ejercicio puede aumentar su metabolismo. Por otro lado, comprender el metabolismo es de gran ayuda, porque la velocidad de su metabolismo cambiará el proceso. Hacer ejercicio puede reducir los niveles de estrés. Si el estrés es un problema, intente realizar actividades que reduzcan el estrés, como la meditación y la respiración profunda. No olvide tomar suplementos antioxidantes durante el proceso de ayuno.

Las grasas omega-3 pueden ayudar a reducir la producción de epinefrina, otra hormona del estrés. Considere alrededor de 40000 UI de aceite de pescado 2 veces al día, pero no tome una sobredosis de aceite de pescado porque su cuerpo producirá cantidades significativas de radicales libres, que también requerirán grandes cantidades de antioxidantes para ser controlados. Asegúrese de consumir el 100% de los requerimientos diarios de minerales y vitaminas. Se recomienda modificar su dieta y aprender lo que debe y no debe comer. Además, tome una multivitamina de calidad adecuada todos los días. Controle sus niveles de glucosa y de sodio. Por otro lado, también es importante administrar sus niveles de insulina, manejar el estrés, hacer ejercicio todos los días vigorosamente, considerar varias técnicas de ayuno y eliminar la posibilidad de infestación de parásitos. Aprenda sobre alimentos y diabetes tanto como sea posible, y aprenda cómo mantener y limpiar todos los órganos vitales.

Puede parecer mucho trabajo duro. Bueno, de hecho lo es, pero generalmente es para personas con diabetes, que no experimentaron ningún éxito al hacer dieta. La clave para revertir la diabetes es el control total y la mejora de la salud a través de la pérdida de peso. El próximo capítulo trata de dónde comenzar su desafío de pérdida de peso para diabéticos.

Capítulo 2 - El desafío de pérdida de peso: ¿por dónde empezar?

Las personas con diabetes son muy recomendadas para perder peso. Sin embargo, para la mayoría, es más fácil decirlo que hacerlo. Se alienta a las personas diabéticas a comer la comida adecuada, evitando varios alimentos con alto contenido de sodio y grasas saturadas. Es difícil cambiar los viejos hábitos, pero también es importante hacer más ejercicio y comer menos. Esto es algo que sabemos pero no hacemos.

A menos que a la persona con diabetes se le proporcione una guía de planificación de comidas más detallada, se le deja a él / ella determinar su enfoque y diferentes maneras de alcanzar un objetivo de pérdida de peso, encontrando exactamente lo que necesitan para comer y cuánto comer. Perder peso para una persona diabética puede ser un proceso complicado, especialmente para identificar un peso objetivo y los alimentos apropiados, por lo que si es posible, la persona con diabetes debe solicitar asesoramiento y un plan de dieta.

¿Por qué aumenta de peso?

La razón por la que está aumentando de peso es que se consume más comida en comparación con lo que necesita para sobrevivir. Su cuerpo convierte cualquier exceso de comida y la almacena en forma de grasa. Como se ve en calorías, algunos alimentos son más abundantes en comparación con otros. Las grasas proporcionan más calorías por gramo en comparación con las que no tienen grasas. Su cuerpo necesita grasa, al igual que necesita carbohidratos y proteínas, pero es importante comer menos alimentos grasos.

Existen proporciones de proteínas, grasas y carbohidratos establecidas por nutricionistas que se consideran apropiadas para mantener una buena salud para la población en general. Los carbohidratos están suministrando la mayor parte de la glucosa necesaria de las células de nuestro cuerpo para obtener energía. Aun cuando no haya carbohidratos, el cuerpo usará proteína para producir la glucosa requerida. La glucosa es el problema que enfrentan las personas diabéticas porque sus cuerpos no pueden controlar el contenido de glucosa como el de las personas sin diabetes.

En el caso de las personas con diabetes, demasiada glucosa no va a las células de su cuerpo que lo requieren, pero permanece en el torrente sanguíneo durante un tiempo prolongado, lo que representa daño. Los carbohidratos tienen muchas categorías, clasificadas por la complejidad del contenido para sus moléculas que contienen azúcar, en las que hay muchas.

Además, cuanto más tiempo exista para hacerlo, disminuirá el pico de aumento de la carga de glucosa en el torrente sanguíneo, lo que puede ocurrir después de comer. Para las personas con diabetes, esta condición de glucosa en sangre elevada dura más en comparación con lo que hace para aquellos que no tienen diabetes: es un problema. Los carbohidratos proporcionan la glucosa requerida, que es la causa de la diabetes. De esto se trata la diabetes. Un nivel alto de azúcar en la sangre durante mucho tiempo dará lugar a muchos otros problemas de salud.

Diferentes puntos de vista

Hay dos escuelas de pensamiento en conflicto sobre la relación y la cantidad de carbohidratos, en comparación con otros nutrientes esenciales, que deben ser consumidos por personas con diabetes. Aquí, el enfoque para revertir la diabetes seguido por profesionales médicos exitosos y conocidos es manteniendo la proporción de carbohidratos, la fuente principal de glucosa y el extremo inferior de la escala en comparación con el contenido de grasa y proteína. Con esto, se recomienda aprovechar la efectividad de la dieta baja en carbohidratos, respaldada por vitaminas y suplementos dietéticos particulares, y hacer ejercicio.

Para ayudar a determinar los carbohidratos complejos, puede verificar el índice glucémico, proporcionando una calificación numérica de los alimentos que contienen carbohidratos. Las dietas más bajas en carbohidratos ayudan a las personas con diabetes a controlar sus altos problemas de glucosa. Sin embargo, en su opinión, aunque produce los resultados correctos, es difícil de seguir por un período de tiempo. Tal vez usted decida sobre eso, pero la Asociación Nacional de Diabéticos ha hecho un pequeño esfuerzo en concienciar a las personas con diabetes sobre lo que las dietas más bajas en carbohidratos podrían lograr.

La planificación de las comidas integrales para las personas con diabetes está disponible para los defensores de los carbohidratos. La pérdida de peso y el programa de pérdida de peso para diabéticos es un proceso peligroso y debe consultarlo con un médico. Esta es la responsabilidad y el derecho del paciente diabético para decidir qué ruta seguir. Sin embargo, es prudente que confíe en los méritos de sus elecciones con su médico. Gran parte del manejo y el control de la condición diabética se dejan al paciente, y se requieren niveles de monitoreo de glucosa en la sangre cada día. También hay momentos en que el control se reduce muchas veces al día.

El siguiente capítulo le ayudará a comprender cómo puede evitar la resistencia a la insulina y controlar su diabetes de forma natural.

Capítulo 3 - Cómo evitar la resistencia a la insulina y controlar la diabetes de forma natural

La resistencia a la insulina se produce cuando la célula, más específicamente el músculo, el hígado y las células de grasa, no responde a su sitio receptor de insulina. Con esto, su cuerpo continúa agregando más y más insulina para almacenar grasa. Con el tiempo, el páncreas se da por vencido, y esto se traduce en resistencia a la insulina o diabetes tipo II. En este nivel de diabetes, su cuerpo no produce suficiente insulina o las células son resistentes a la insulina, lo que causa que quede demasiado azúcar en la sangre.

Un nivel de glucosa en la sangre en ayunas, mayor de 100 a 125 mg / dL, no será un indicio de diabetes. Sin embargo, puede convertirse en un factor determinante de la resistencia a la insulina, que está más allá de los niveles razonables. El rango máximo de glucosa en suero está entre 80 y 95. Los niveles de insulina sérica en ayunas deben ser inferiores a 10. Una de las estrategias más potentes contra el envejecimiento y la reversión de la diabetes para un recién nacido saludable es controlar sus niveles de insulina mediante un plan de dieta, junto con ejercicio, varias modificaciones de estilo de vida, nutrición adecuada y suplementos. Esto es imprescindible para su longevidad, pérdida de grasa, vitalidad y salud en general.

Los síntomas y condiciones de resistencia a la insulina

- Hipertensión
- Incapacidad para enfocarse y nebulosidad cerebral

- Bajos niveles de HDL
- Triglicéridos elevados
- Diabetes tipo II
- Exceso de grasa alrededor del área de la escápula o sección media
- Hinchazón intestinal
- Fatiga y somnolencia

Cuando su glucosa se acumula en su sangre en lugar de entrar en las células, puede causar problemas, incluso:

- Obesidad
- Mayor riesgo de enfermedad de Alzheimer
- Con el tiempo, los altos niveles de glucosa en sangre pueden dañar los riñones, el corazón, los ojos o los nervios

Causas de la diabetes y la resistencia a la insulina

- La falta de sueño de calidad

- Beber jugos de frutas y refrescos

- Estilo de vida sedentario

- Niveles hormonales alterados y estrés

- Saltarse las comidas, la restricción de calorías, la dieta basura de alimentos envasadas, en caja o enlatados, píldoras de dieta y comidas rápidas.

- Disminución de enzimas lipolíticas y aumento de enzimas lipogénicas

Dieta y nutrición para diabetes tipo II / Resistencia a la insulina

- Pequeñas mini comidas de 5 a 7 veces por día. Incluya proteínas y grasas inteligentes en cada comida.

- Deshágase de todas las comidas enlatadas, en caja y aptas para microondas.

- Frutas habilitadas con moderación, incluyendo bayas, limas, tomates, pomelos, aguacates y limones.

- Aumente las proteínas y corte los carbohidratos. Coma una dieta de vegetales sin almidón, proteínas orgánicas y grasas.

- Deshágase de todos los cereales, azúcares de acción rápida, carbohidratos refinados y productos lácteos. Evite los refrescos, las verduras con almidón, los jugos y las frutas de alto índice glucémico. También evite las grasas hidrogenadas como la cafeína, el alcohol y el tabaco.

- Endulce los alimentos con stevia en lugar de azúcar. La stevia no aumenta el azúcar en la sangre.

- Evite los productos con aspartamo y jarabe de agave, ya que pueden desencadenar la obesidad y la diabetes.

- La lima y el jugo de limón pueden disminuir el índice de insulina en las comidas debido a los flavonoides

Nutrientes suplementarios para la resistencia a la insulina

- Fibra
- Resveratrol
- Ácido lipoico R-alfa
- Las deficiencias de potasio, zinc y magnesio resultan en resistencia a la insulina
- Vitamina D
- Bio-glycozyme forte

- Mejore la sensibilidad a la insulina con glutatión, CoQ, L-arginina, taurina y L-carnitina
- Silymarin
- Cromo
- Aceite de pescado Omega-3 con 400 U

Suplementarios botánicos

- Té como Pau d 'Arco, alholva, té verde, Arctium lappa y astragalus
- Extracto de Banaba
- Gymnema Sylvestre
- Calabaza amarga
- Extracto de semilla de uva
- Canela

Protocolo de estilo de vida

- Obtenga niveles de insulina en ayunas y glucosa sérica

- Descarte los pesticidas y otras inoculaciones y xenobióticos.

- Asegúrese de tener una flora intestinal saludable. Considere un análisis completo de heces digestivas (CDSA)

- Cuide sus ojos. Esto se debe a que la diabetes es la causa principal de ser ciego. Esto puede ocasionar retinopatía y otros problemas oculares como cataratas.

- Es esencial controlar sus niveles de glucosa en sangre al menos dos veces al día y antes de comer. Si está haciendo ejercicio, debe analizar su nivel de glucosa con mayor frecuencia

- Descarte sus alergias a los alimentos con disminución o aumento del azúcar en la sangre

- Acuéstese a las 10 PM y levántese no antes de las 6 AM. Esto se debe a que la falta de sueño altera el metabolismo de la glucosa, la presión arterial, la memoria, el perfil lipídico, el sistema inmunitario y la producción de andrógenos

Protocolo de ejercicio

- Nunca debe subestimar el poder de la actividad física, desde una breve caminata de 5 minutos hasta sesiones de entrenamiento de 45 minutos para la fuerza, todo esto se reduce a la eliminación y reducción del síndrome pre-diabetes o la resistencia a la insulina.

- En comparación con los ejercicios aeróbicos en estado estacionario, el entrenamiento de fuerza es mucho mejor en la prevención de la obesidad y en la mejora de la resistencia a la insulina. El estado aeróbico constante ejercita los niveles de cortisol que los niveles de insulina.

- Comience alguna rutina de ejercicios. Un simple caminar es excelente para la diabetes.

- Una caminata diaria de 3 millas por hora puede reducir el riesgo de diabetes en un 50%.

Capítulo 4 - Pauta de la dieta de resistencia a la insulina

La diabetes tipo II o la resistencia a la insulina es una condición en la que las células no pueden usar la glucosa o el azúcar en la sangre para obtener energía de manera eficiente. Esto sucede cuando las células no son más sensibles a la insulina y con esto, su nivel de azúcar en la sangre aumentará demasiado gradualmente.

Diabetes tipo II: Definición y hechos

Los diabéticos tipo II tienen problemas para obtener suficiente glucosa en las células. Cuando el azúcar no puede llegar a donde se supone que debe estar, tendrá como resultado un aumento de los niveles de azúcar en sangre en el torrente sanguíneo, lo que puede ocasionar complicaciones como nervios, enfermedades cardiovasculares y daño a los ojos. Los alimentos para comer la dieta adecuada para una persona con diabetes tipo II incluyen carbohidratos complejos como trigo integral, frutas, frijoles, arroz integral, avena, lentejas, verduras, quinoa y frijoles. Los alimentos que se deben evitar en la diabetes tipo II incluyen carbohidratos simples procesados, como pasta, galletas, harina, pan blanco y pasteles. Los alimentos que tienen un índice glucémico bajo causarán un aumento modesto en su nivel de azúcar en la sangre, por lo que esta es una mejor opción para las personas diabéticas. Un buen control glucémico puede ser útil para prevenir las complicaciones a largo plazo de la resistencia a la insulina.

El coeficiente de inteligencia de las grasas no tiene mucho efecto directo en su nivel de azúcar en la sangre, pero puede ser de gran utilidad para disminuir la absorción de los carbohidratos. La proteína proporciona energía constante con un pequeño impacto en el azúcar en la sangre. Mantiene el azúcar en la sangre estable y es útil para sus antojos de azúcar y sentirse lleno después de comer. Los alimentos envasados con proteínas al incluyen legumbres, productos lácteos, carnes magras, frijoles, guisantes, aves de corral, mariscos, huevos y tofu. Además, en los cinco súper alimentos de diabetes, el CI es vinagre balsámico blanco, lentejas, salmón salvaje, semillas de chía y canela. Además, los planes de comidas saludables con CI para la diabetes incluyen carnes rojas limitadas y azúcares procesados, y muchas verduras. Las recomendaciones dietéticas para las personas con diabetes tipo II incluyen una dieta vegana o vegetariana, que hace hincapié en hacer ejercicio, dieta mediterránea y la dieta Paleo.

Las pautas sobre qué deben comer las personas diabéticas incluyen comer carbohidratos de bajo índice glucémico, más particularmente de vegetales, consumir proteínas y grasas de origen vegetal. Los alimentos que no debe comer si tiene resistencia a la insulina incluyen carbohidratos procesados, productos lácteos altos en grasa, edulcorantes artificiales, productos de origen animal con alto contenido de grasas, refrescos, jarabe de maíz con alto contenido de fructosa, grasas trans, azúcares refinados y cualquier alimento altamente procesado.

¿Qué es la diabetes tipo II?

La diabetes tipo II o resistencia a la insulina se produce a través del tiempo, lo que implica problemas para obtener suficiente azúcar o glucosa en las células de su cuerpo. Las células están usando azúcar para obtener energía o combustible. La glucosa o el azúcar han sido el combustible ideal para las células cerebrales y las células musculares, pero requieren insulina para transportarla a las células y ser útiles. Cuando los niveles de insulina son bajos y el azúcar no puede ingresar a las células donde se supone que debe estar, aumenta los niveles de azúcar en la sangre.

Con el paso del tiempo, las células comenzarán a desarrollar resistencia a la insulina, que luego requerirá que el páncreas produzca más y más insulina para mover el azúcar a las células, pero aún queda más azúcar en la sangre. Eventualmente, el páncreas se desgasta y es posible que ya no pueda secretar suficiente insulina para mover el azúcar a las células en busca de energía.

¿Qué tipos de alimentos se recomiendan para la diabetes tipo II?

Las personas diabéticas deben seguir las pautas dietéticas. Comer la cantidad recomendada de alimentos de los 5 grupos de alimentos le proporcionará los nutrientes necesarios para estar saludable y prevenir enfermedades crónicas como la enfermedad cardíaca y la obesidad.

Un plan de alimentación para diabéticos puede seguir varios patrones diferentes y tener una proporción variable de proteínas, carbohidratos y grasas. Los carbohidratos consumidos deberían tener un índice glucémico bajo y deberían provenir principalmente de vegetales. Las proteínas y grasas absorbidas deberían provenir principalmente de fuentes vegetales.

Para ayudarle a controlar su diabetes, se recomienda que coma comidas regulares y las distribuya uniformemente a lo largo del día. Coma una dieta que sea más baja en grasa, específicamente grasa saturada. Si está tomando tabletas para la diabetes o insulina, es posible que deba tomarlos entre comidas.

Es importante saber que las necesidades de todos no son las mismas. Todas las personas que tienen diabetes necesitan ver a un dietista acreditado junto con su equipo de diabetes para recibir asesoramiento individualizado.

¿Qué tipos de carbohidratos se recomiendan?

Los carbohidratos son el alimento principal que aumenta el azúcar en la sangre. La carga glucémica y el índice glucémico son los nombres científicos utilizados para medir el impacto de los carbohidratos en el azúcar en la sangre. Los alimentos que tienen un índice glucémico bajo están aumentando modestamente el azúcar en la sangre y, por lo tanto, son mejores opciones para las personas diabéticas. Los factores principales que identifican la carga glucémica de una comida o alimento específico son la cantidad de proteína, fibra y grasas que contiene.

La diferencia entre la carga glucémica y el índice glucémico es que el índice glucémico es una medida estandarizada mientras que la carga glucémica representa un tamaño de la vida real. Como por ejemplo, el índice glucémico de un tazón de guisantes es 68, pero la carga glucémica es solo 16. Cuanto menor es el nivel de glucemia, mejor. Si prefiriera el índice glucémico, pensaría que los guisantes se han construido como una mala opción, pero la verdad es que no estaría comiendo cien gramos de guisantes. Con un tamaño de porción regular, los guisantes tendrían una carga glucémica saludable, y puede ser una excelente fuente de proteína.

Los carbohidratos se pueden clasificar como azúcares simples o carbohidratos complejos. Los carbohidratos complejos o alimentos de baja carga glucémica se encuentran en toda su forma de alimentos y esto incluye nutrientes adicionales como vitaminas, fibra y cantidades más pequeñas de grasas y proteínas. Estos nutrientes adicionales ralentizan la absorción de glucosa, manteniendo los niveles de azúcar en la sangre más estables. Algunos de los alimentos de bajo índice glucémico o carbohidratos complejos que se incluyen en su plan de dieta de diabetes tipo II son trigo integral, frutas, lentejas, arroz integral, verduras, quinoa, frijoles y avena cortada con acero.

Verduras y granos con almidón

Los granos integrales como la quinoa, la harina de avena y el arroz integral son excelentes fuentes de nutrientes y fibra, y tienen un índice glucémico bajo, lo que los convierte en opciones adecuadas para la alimentación. Las etiquetas de los alimentos procesados hacen que sea confuso comprender los granos enteros. Por ejemplo, el pan de trigo integral se hace de varias maneras y hay algunos que no tienen mucha diferencia con el pan blanco en su índice glucémico. Lo mismo es cierto para la pasta de grano entero. Los granos enteros tienen menos impacto en el nivel de azúcar en la sangre ya que hay una menor carga glucémica. Seleccione los granos enteros que todavía están en sus formas de grano, como la quinoa y el arroz integral, o puede mirar el contenido de fibra en la etiqueta nutricional de los alimentos en particular. Un buen pan de grano entero tiene 3+ g de fibra en cada rebanada.

Los vegetales con almidón son excelentes fuentes de nutrientes, como la vitamina C, y tienen un alto contenido de carbohidratos en comparación con las verduras de hoja verde; sin embargo, son más bajos en carbohidratos en comparación con los granos refinados. Las personas diabéticas pueden comerlas con moderación. Algunos de los vegetales con almidón son maíz, papas, calabaza y otros vegetales de raíz. Estos alimentos se consumen mejor en porciones más pequeñas, como una taza, como parte de su planta de comida para diabéticos para grasas y proteínas a base de plantas.

Verduras sin almidón

Las personas diabéticas pueden comer verduras sin almidón en abundancia, como las verduras verdes, porque tienen un impacto limitado en el azúcar en la sangre y tienen muchos beneficios para la salud. La mayoría de las personas puede comer más vegetales. Todos necesitamos tan solo 5 porciones por día. Una gran opción son las verduras frescas, y suelen ser la opción más sabrosa. Las verduras congeladas tienen igual cantidad de nutrientes y cocientes de vitaminas, ya que generalmente se congelan pocas horas después de la cosecha.

Para asegurarse de que no se agregue edulcorantes o grasas en las salsas, consulte la etiqueta de las verduras congeladas. Si es fanático de las verduras por su cuenta, puede intentar prepararlas con hierbas secas o frescas, aderezo de vinagreta o aceite de oliva. Una buena forma de obtener todos sus nutrientes es consumir un arcoíris de colores con sus vegetales.

La carga glicémica alta o los alimentos con carbohidratos simples, o alimentos que no forman parte del plan de dieta para la diabetes tipo II son alimentos procesados. Estos alimentos no contienen otros nutrientes que pueden ayudar a disminuir la absorción de azúcar y, por lo tanto, aumentan el azúcar en la sangre rápidamente. Muchos alimentos con carbohidratos simples se conocen como alimentos blancos. Algunos de los alimentos simples en carbohidratos que deben evitarse en la dieta de resistencia a la insulina son las papas blancas, galletas, pan blanco, pasta blanca, piña, sandía, pasteles, azúcar, dulces, harina, refrescos y cereales para el desayuno.

¿Qué tipos de grasa se recomiendan?

Las grasas tienen un pequeño efecto directo sobre el azúcar en la sangre. Sin embargo, como parte de una comida, tienen un gran uso para ralentizar la absorción de carbohidratos. Además, las grasas tienen efectos sobre la salud que no están relacionados con la glucosa. Las grasas de origen vegetal como nueces, aguacate, aceite de oliva y semillas están asociadas con un menor riesgo de enfermedad cardiovascular. Las grasas de carne animal aumentan el riesgo de enfermedad cardiovascular. Sin embargo, los lácteos y los productos lácteos particularmente fermentados como el yogur están disminuyendo el riesgo de la enfermedad. Además, la grasa contribuye a los sentimientos de saciedad y tienen un papel que desempeñar en el manejo de los antojos de carbohidratos y comer en exceso. Una parte de las grasas saludables, como el aguacate en la tostada integral, es más robusta y más satisfactoria en comparación con la mermelada en tostadas blancas.

¿Qué tipos de proteínas se recomiendan?

Hay una energía lenta y constante proporcionada por la proteína, que tiene un efecto pequeño en el azúcar en la sangre. Las proteínas, especialmente las proteínas vegetales, siempre deben ser parte de su plan de comidas o refrigerio. Este nutriente no solo mantendrá su nivel de azúcar en la sangre estable, sino que también será útil para sus antojos de azúcar y para sentirse lleno después de comer saciedad. Además, las proteínas pueden provenir de fuentes vegetales o animales, pero las fuentes animales también son fuentes familiares de grasas saturadas no saludables.

Algunas de las buenas opciones de proteínas son huevos, guisantes, tofu y alimentos de soya, frijoles, carnes magras como pavo y pollo, productos lácteos orgánicos, legumbres y pescado, así como mariscos. Debe prestar atención al equilibrio de los macronutrientes, proteínas, carbohidratos y grasas, en su plan de comidas para diabéticos para apoyarlo con niveles estables de azúcar en la sangre. La fibra, la grasa y las proteínas reducen la absorción de hidratos de carbono y, por lo tanto, permiten tiempo para una liberación de insulina menor y más lenta, junto con un transporte constante de glucosa fuera de la sangre hacia los tejidos seleccionados.

¿Qué tipos de planes de comidas o dieta se recomiendan para personas con diabetes tipo II?

Se ha demostrado que muchos patrones dietéticos tienen efectos beneficiosos sobre la resistencia a la insulina. Debido a que los modelos múltiples funcionan, las personas pueden seleccionar los patrones de alimentación que mejor funcionen para su condición y salud general. Pero encontrará algunos puntos en común entre todas las dietas saludables o planes de comidas para personas diabéticas. Todos los planes de comidas saludables para personas con diabetes tipo II incluyen limitar la carne roja y los azúcares procesados, y muchas verduras. Las personas diabéticas deben haber sido más conscientes del contenido de carbohidratos de sus dietas, por lo que sus niveles de azúcar en la sangre no aumentan, o si están usando insulina inyectable, pueden dosificar con precisión la insulina.

Las dietas vegetarianas o veganas

Una dieta vegana o vegetariana puede convertirse en una excelente opción para las personas diabéticas. Las dietas veganas y vegetarianas son dietas altas en carbohidratos, con alrededor de un 13% de carbohidratos más en comparación con los planes de comidas que incluyen productos animales y vegetales (que es terrible para la diabetes). Sin embargo, esta dieta tiene menos grasa saturada y calorías comúnmente, y alta en fibra, por lo que se evitarán los riesgos inflamatorios asociados con el alto consumo de carne.

Una dieta vegetariana adecuada es rica en frutas y verduras, incluidas proteínas de calidad como semillas, frijoles y nueces, y grasas vegetales como el aguacate y el aceite de oliva. Esta dieta también prioriza los granos enteros como la quinua y el arroz integral en lugar de carbohidratos refinados como alimentos procesados y dulces.

La Asociación Estadounidense de Diabetes (ADA)

La dieta ADA para personas diabéticas aboga por una dieta saludable, haciendo hincapié en la energía equilibrada con coeficiente intelectual de ejercicio. Históricamente han abogado por la mayoría de las calorías que provienen de carbohidratos complejos, que puede obtener de granos enteros como el cereal de grano entero y pan de grano entero, junto con una menor ingesta de grasa total, la mayoría de ellos provenientes de grasa no saturada.

No existe una proporción ideal de macronutrientes. Las pautas de la ADA están abogando por un índice glucémico bajo y evitan el coeficiente intelectual de bebidas endulzadas con azúcar como la soda. La calidad y la cantidad de grasa son importantes aquí. Sin embargo, muchos encuentran estas pautas difíciles de implementar en la vida real, con los patrones dietéticos descritos siendo más prácticos y más sencillos para que las personas administren sus planes de comidas para la diabetes tipo II.

Dieta paleo

La dieta Paleo incluye comer una cantidad moderada de proteína y ha ganado mucha atención recientemente. La teoría en este patrón dietético es que sus antecedentes genéticos no evolucionaron para cumplir con nuestro estilo de vida moderno a fin de densificar la actividad limitada y los alimentos de conveniencia de forma calórica. También nos lleva a una forma de comer cazadora-recolectora, que funciona mejor con nuestra fisiología. Este plan de comidas se basa en pescados, huevos, carne magra, nueces, vegetales crucíferos y de hojas, frutas y vegetales de raíz. Por otro lado, se excluyen en esta dieta los dulces, cerveza, productos lácteos, refrescos, grasas refinadas, todo tipo de granos, azúcar, frijoles y cualquier sal extra.

Además, esta dieta no se especifica en las metas de ingesta calórica ni en el equilibrio de macronutrientes. La dieta Paleo es más baja en energía total, carga glicémica en la dieta, calcio, densidad de energía, carbohidratos, fibra y ácidos grasos saturados. Pero es más alta en colesterol de la dieta, ácidos grasos insaturados y algunos minerales y vitaminas. Las personas diabéticas tienen azúcar en la sangre más estable, tienen menos hambre y se sienten mejor con los planes de comidas que tienen carbohidratos más bajos.

Dieta mediterránea

Este plan de comidas para personas diabéticas es alto en vegetales. Esto se conoce como el verdadero patrón mediterráneo que tradicionalmente se sigue en el sur de Grecia e Italia, y no en el tipo italiano americanizado, aquellos que son pesados en pan y pasta. La dieta mediterránea incluye algo de vino, nueces, algunas frutas, aguacates, muchas verduras frescas, lácteos y carne ocasionales, pescados como sardinas y grasas vegetales como el aceite de oliva.

El patrón de alimentación en esta dieta es muy denso en nutrientes, lo que significa que podrá obtener muchos minerales, vitaminas y otros nutrientes saludables por cada caloría consumida. Hay 2 versiones de la dieta mediterránea que han demostrado mejorar el control de la diabetes, incluida una mayor pérdida de peso y un mejor nivel de azúcar en la sangre. Las 2 versiones de este plan de comidas para personas diabéticas enfatizan ya sea más aceite de oliva o más nueces. Debido a que ambas versiones son beneficiosas, algunos planes de comidas mediterráneas incluyen ambos, como la llovizna de calabacín con semillas de cáñamo, orégano y aceite de oliva, o espolvorear almendras picadas sobre judías verdes.

5 súper alimentos para diabéticos

1. Estos son alimentos que serán beneficiosos para su salud más allá de proporcionar grasas o calorías, carbohidratos o proteínas. Los superalimentos pueden ser excepcionalmente ricos en tipos de vitaminas u otros nutrientes que son muy beneficiosos para las personas con diabetes tipo II.

2. Vinagre balsámico blanco: El vinagre se consume mejor como aderezo de vinagreta en la ensalada, pero es beneficioso independientemente de cómo lo disfrute. El vinagre disminuye el vaciamiento gástrico, lo que es útil para las personas diabéticas. Esto ayuda a desacelerar la liberación de glucosa de su cuerpo en el torrente sanguíneo, lo que permite una respuesta de insulina constante y pequeña en lugar de una gran oleada de insulina. También aumenta la saciedad. Por lo tanto, si

disfruta de su ensalada con vinagreta como su primer plato, será menos probable que coma en exceso

3. Semillas de chía: la semilla de chía proporciona proteínas, ácidos grasos omega-3 y fibra. Es un súper alimento para diabéticos porque aumenta la sensación de saciedad, reduciendo la carga glucémica de cualquier comida y estabilizando el nivel de azúcar en la sangre. Puede agregar la semilla de chia a su desayuno para mantenerlo lleno por más tiempo. El tipo de fibra primaria en esta semilla es la fibra soluble, que se transforma en gel cuando la mezcla con agua. La chía es fantástica para cocinar y hornear. Cuando se combina con cacao, bajo índice glucémico de stevia o agave, y leche de almendras, la chía es un gran pudín saludable.

4. Lentejas: Las lentejas tienen mucha proteína, contienen vitaminas esenciales y tienen muchas fibras.

Este súper alimento contiene hierro y otros minerales, y es alto en vitaminas B como el folato. También tiene un gran equilibrio de carbohidratos y proteínas complejos y es muy versátil para colaborar en su cocina. Las lentejas marrones y verdes permanecen firmes cuando están cocidas y son deliciosas en ensaladas. Por otro lado, las lentejas naranjas se suavizan cuando las cocina, lo que las hace adecuadas para curry y sopas indias.

5. Salmón salvaje: Este súper alimento es una excelente fuente de ácidos grasos omega-3 antiinflamatorios. Existen diferencias en los ácidos grasos entre el salmón cultivado y el salvaje, debido a lo que come el pez. El salmón salvaje come peces más pequeños y vive en aguas más frías, lo que hace que desarrolle una mayor proporción de omega 3 antiinflamatorios a grasas saturadas en su carne. Los peces que se cultivan son 10 veces más altos en antibióticos, contaminantes orgánicos

y otros contaminantes. Estos productos químicos nocivos son proinflamatorios y se asocian con un mayor riesgo de enfermedad cardíaca y cáncer.

6. Canela: este es otro superalimento para las personas con diabetes, ya que reduce su glucosa sérica y es significativamente beneficiosa en dosis de 1 cucharadita por día. La canela reduce los niveles de azúcar en sangre. Puede espolvorear canela en la avena, y es fácil agregarla a cualquier plan de comidas para diabéticos. También es genial para el café. Aparte de eso, tiene un alto contenido de polifenoles que tiene un beneficio adicional para prevenir cualquier complicación de salud.

Alimentos que deben evitarse en el plan de comidas para la diabetes tipo II

Las personas diabéticas tipo II necesitan evitar muchos de los mismos alimentos no saludables que todos deberían limitar. Incluido en las restricciones de la dieta son: azúcares refinados como pasteles, dulces, bollos y galletas; los refrescos, tanto los refrescos dietéticos como los refrescos endulzados con azúcar pueden aumentar el azúcar en la sangre; productos animales con alto contenido de grasa, como cortes grasosos de cerdo, salchichas, carnes rojas y tocino. Los carbohidratos procesados como la pasta, galletas saladas y pan blanco; edulcorantes artificiales en alimentos procesados con etiqueta de dieta; productos lácteos altos en grasa como crema, helado, queso y leche entera; y grasas trans como aderezos para ensaladas, productos de panadería, untables de mantequilla, salsas empacadas y untables de mayonesa.

También se incluyen alimentos altamente procesados como dulces, galletas, papas fritas y caldera de maíz, jarabe de maíz con alto contenido de fructosa que se puede encontrar en alimentos envasados, refrescos y dulces. Usted debe reducir la cantidad de alimentos procesados. Aún puede comerlos de vez en cuando pero con moderación. Por otro lado, la mejor manera de comer bien cuando tiene diabetes es quedarse con la comida real en su forma mínima y completa. Las personas diabéticas que están comiendo un plan de alimentación saludable como los que se analizan aquí pueden ayudar a reducir el riesgo de complicaciones del nivel alto de azúcar en la sangre, como la obesidad y las enfermedades cardiovasculares.

El alcohol y la diabetes tipo II

Para la mayoría de las personas que tienen resistencia a la insulina, se aplica la pauta general para el consumo moderado de alcohol. Un vaso al día para mujeres y dos vasos para hombres puede reducir el riesgo de enfermedad cardiovascular y no tiene un impacto negativo en la diabetes. Sin embargo, el alcohol puede disminuir el nivel de azúcar en la sangre, y los que tienen diabetes tipo II, que son propensos a la hipoglucemia, especialmente los que usan insulina, deben desconfiar de la hipoglucemia tardía.

Algunas de las formas efectivas para prevenir la hipoglucemia son el alcohol con moderación. Considere comer alimentos con bebidas alcohólicas para ayudar a minimizar el riesgo. También puede usar un brazalete de alerta para diabéticos para que la gente sepa ofrecer alimentos cuando usted tenga síntomas de hipoglucemia. Por otro lado, los cócteles y las bebidas mixtas comúnmente se preparan con jugos o edulcorantes y contienen muchos carbohidratos, por lo que estas bebidas pueden elevar los niveles de azúcar en la sangre.

Las opciones más saludables cuando se come fuera

Comer fuera es todo un reto, tanto porque no sabe qué contiene exactamente una comida cuando se trata de calorías y carbohidratos, y por la razón de que salir a comer con la familia o los amigos suele ser la causa de la presión involuntaria de comer los alimentos que no son muy sanos.

Cuando salga a comer, no dude en hacer preguntas sobre qué contiene un plato en particular o cómo se ha preparado. También puede consultar los menús en línea antes de continuar. Además, hable con sus familiares y amigos de antemano sobre sus razones para comer saludablemente. Sea abierto y dígales que estas cosas son esenciales para su salud a largo plazo para mantenerse en su plan de comidas para diabéticos y pídales que no le animen a comer cosas que no son buenas para usted.

La familia y los amigos generalmente sólo intentan mostrar su amor deseando que disfrute de un postre. Ellos le entenderán y eventualmente le apoyarán en sus esfuerzos por cuidarle. Además, cuando salga a comer, limítese a 2 bocados de postres.

Las complicaciones de la diabetes tipo II

La resistencia a la insulina puede provocar varias complicaciones, como daño a los nervios, ojos, y enfermedades cardiovasculares. Esto también significa que las células no recibirán la glucosa que necesitan para un funcionamiento saludable. Un buen control glucémico será útil para prevenir las complicaciones a largo plazo de la resistencia a la insulina. Una dieta adecuada para revertir la diabetes también se conoce como una terapia de nutrición médica para las personas diabéticas.

Conclusión

Revertir la diabetes de forma natural no solo es posible, sino que también es una solución preferible para el tratamiento moderno, ya que solo trata los signos y síntomas de la diabetes sin abordar la causa. Revertir la diabetes, naturalmente, no se trata de una cura natural o un remedio casero particular, sino una solución que implica discutir sobre la dieta y la nutrición. Los factores críticos sobre la dieta y la nutrición deben entenderse adecuadamente, y cuando se ajustan y equilibran, pueden servir para revertir la diabetes de forma natural y exitosa y aumentar la producción de la insulina de su cuerpo. Los planes de dieta e información le ayudarán a comprender, prevenir y revertir la diabetes tipo II naturalmente.

Palabras finales

¡Gracias nuevamente por comprar este libro!

Realmente espero que este libro pueda ayudarle.

El siguiente paso es que se una a nuestro boletín informativo por correo electrónico para recibir actualizaciones sobre cualquier próximo lanzamiento o promoción de un nuevo libro.

¡Usted puede registrarse de forma gratuita y, como beneficio adicional, también recibirá nuestro libro "Errores de salud y de entrenamiento físico que no sabe que está cometiendo", completamente gratis."! Este libro analiza muchos de los errores de entrenamiento físico más comunes y desmitifica muchas de las complejidades y la ciencia de ponerse en forma. ¡Tener todo este conocimiento y ciencia de la actividad física organizados en un libro paso a paso lo ayudará a comenzar en la dirección correcta en su viaje de entrenamiento!Para unirse a nuestro boletín gratuito por correo electrónico y tomar su libro gratis, visite el enlace y regístrese:

www.hmwpublishing.com/gift

Finalmente, si usted ha disfrutado este libro, me gustaría pedirle un favor. ¿Sería tan amable de dejar una reseña para este libro? ¡Podría ser muy apreciado!

¡Gracias y mucha suerte!

Sobre el co-autor

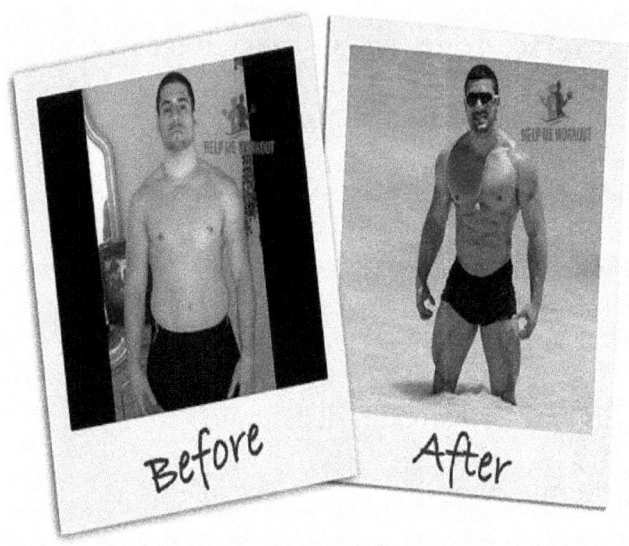

Mi nombre es George Kaplo; Soy un entrenador personal certificado de Montreal, Canadá. Comenzaré diciendo que no soy el hombre más grande que conocerá y este nunca ha sido mi objetivo. De hecho, comencé a entrenar para superar mi mayor inseguridad cuando era más joven, que era mi autoconfianza. Esto se debió a mi altura que medía sólo 5 pies y 5 pulgadas (168 cm), me empujó hacia abajo para intentar cualquier cosa que siempre quise lograr en la vida. Puede que usted esté pasando por algunos desafíos en este momento, o simplemente puede querer ponerse en forma, y ciertamente puedo relacionarme.

Después de mucho trabajo, estudios e innumerables pruebas y errores, algunas personas comenzaron a notar cómo me estaba poniendo más en forma y cómo comenzaba a interesarme mucho por el tema. Esto hizo que muchos amigos y caras nuevas vinieran a verme y me pidieran consejos de entrenamiento. Al principio, parecía extraño cuando la gente me pedía que los ayudara a ponerse en forma. Pero lo que me mantuvo en marcha fue cuando comenzaron a ver cambios en su propio cuerpo y me dijeron que era la primera vez que veían resultados reales. A partir de ahí, más personas siguieron viniendo a mí, y me hizo darme cuenta después de tanto leer y estudiar en este campo que me ayudó pero también me permitió ayudar a otros. Ahora soy un entrenador personal certificado y he entrenado a muchos clientes que han logrado conseguir resultados sorprendentes.

Hoy, mi hermano Alex Kaplo (también Entrenador Personal Certificado) y yo somos dueños y operadores de esta empresa editorial, donde traemos autores apasionados y expertos para escribir sobre temas de salud y ejercicio. También tenemos un sitio web de ejercicios en línea llamado "HelpMeWorkout.com" y me gustaría conectarme con usted invitándolo a visitar el sitio web en la página siguiente y registrarse en nuestro boletín electrónico (incluso obtendrá un libro gratis). Por último, si usted está en la posición en la que estuve una vez y quiere orientación, no lo dude y pregúnteme ... ¡Estaré allí para ayudarle!

Su amigo y entrenador,

George Kaplo
Entrenador Personal Certificado

Descargue otro libro gratis

Quiero agradecerle por comprar este libro y ofrecerle otro libro (largo y valioso como este libro), "Errores de salud y de entrenamiento físico que no sabe que está cometiendo", completamente gratis.

Visite el siguiente enlace para registrarse y recibirlo: www.hmwpublishing.com/gift

En este libro, voy a desglosar los errores más comunes de salud y de entrenamiento físico, probablemente esté cometiendo en este momento, y le revelaré cómo puede llegar fácilmente a la mejor forma de su vida.

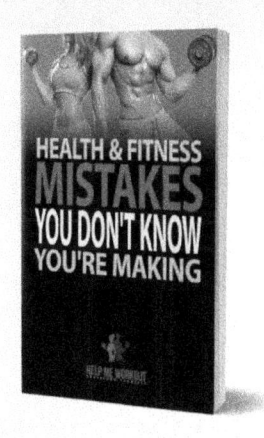

Además de este valioso regalo, también tendrá la oportunidad de obtener nuestros nuevos libros de forma gratuita, participar en sorteos y recibir otros correos electrónicos de mi parte. De nuevo, visite el enlace para registrarse: www.hmwpublishing.com/gift

Copyright 2018 de HMW Publishing - Todos los derechos reservados.

Este documento de HMW Publishing, propiedad de la compañía A & G Direct Inc, está orientado a proporcionar información exacta y confiable con respecto al tema y el tema cubierto. La publicación se vende con la idea de que el editor no está obligado a prestar servicios calificados, oficialmente autorizados o de otro modo calificados. Si es necesario un consejo, legal o profesional, se debe ordenar a un individuo practicado en la profesión.

De una Declaración de Principios que fue aceptada y aprobada por igual por un Comité del American Bar Association y un Comité de Editores y Asociaciones. De ninguna manera es legal reproducir, duplicar o transmitir cualquier parte de este documento en forma electrónica o impresa. La grabación de esta publicación está estrictamente prohibida, y no se permite el almacenamiento de este documento a menos que cuente con el permiso por escrito del editor. Todos los derechos reservados.

La información provista en este documento se afirma que es veraz y coherente, en el sentido de que cualquier responsabilidad, en términos de falta de atención o de otro tipo, por el uso o abuso de cualquier política, proceso o dirección contenida en el mismo es responsabilidad absoluta y exclusiva del lector receptor. Bajo ninguna circunstancia se responsabilizará o responsabilizará legalmente al editor por cualquier reparación, daño o pérdida monetaria debido a la información contenida en este documento, ya sea directa o indirectamente. La información en este documento se ofrece únicamente con fines informativos, y es universal como tal. La presentación de la información es sin contrato o con algún tipo de garantía garantizada.

Las marcas comerciales que se utilizan son sin consentimiento, y la publicación de la marca comercial es sin el permiso o el respaldo del propietario de la marca comercial. Todas las marcas comerciales y marcas dentro de este libro son sólo para fines de aclaración y pertenecen a los propios propietarios, no están afiliados a este documento

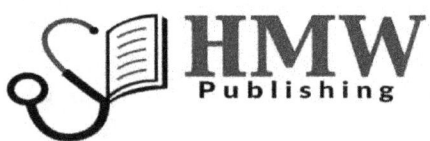

Para más libros visite:

HMWPublishing.com

www.ingramcontent.com/pod-product-compliance
Lightning Source LLC
Chambersburg PA
CBHW071115030426
42336CB00013BA/2096